AF321151

VARIÉTÉS MÉDICALES

ET

CHIRURGICALES.

LES

DENTS ARTIFICIELLES,

LEUR UTILITÉ, LEUR IMPORTANCE

Dans l'exercice des principales fonctions de la vie,

Par ANGE BORELLA-TRIULZI.

Chirurgien et Mécanicien-Dentiste

de Paris et de Turin.

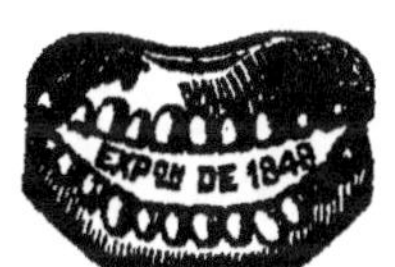

En tourneé à

pour   jours. Il loge

Reçoit de 10 à 4 heures.

Colmar , Imprimerie et Lithographie de CAMILLE DECKER.

AVIS AUX DAMES.

Beautés que la nature enfanta pour sa gloire,
Sans ce bel ornement de corail et d'ivoire,
Où folâtrent les jeux, le plaisir et l'amour,
Charmeriez-vous les yeux et les cœurs tour-à-tour ?
Ces perles qu'arrangea dans une bouche aimable
Le petit Dieu malin qui commande en vainqueur,
Trouveront en mon art un secours favorable,
Si jamais quelque tache en ternit la blancheur.

LE DENTISTE DES DAMES.

Des soins que l'on doit apporter à la bouche.

La perte d'une seule dent ne saurait trop éveiller l'attention des personnes qui ont le malheur de les perdre fort jeunes : car de la perte d'une première dent dépend souvent la détérioration de toutes les autres ; et il ne faut pas s'y tromper, puisque la carie n'est autre chose qu'une peste qui se communique d'une dent à l'autre, si l'on n'a soin, aussitôt que l'on voit cette maladie, ou, pour mieux dire, cette épidémie, se porter sur un de ces puissants ostéides, si l'on n'a soin, disons-nous, de mettre en usage les secours de l'art du dentiste. Si c'est sur une incisive que la maladie se prononce, il n'est pas rare de voir, quelques mois plus tard, l'autre incisive de droite ou de gauche subir le même sort que la première ; et, ce qui n'est pas rare encore, c'est de voir ces premières entraîner dans leur chute les petites incisives, leurs plus proches voisines, et ainsi de suite, jusqu'à ce que toutes aient subi le même sort. Il ne faut pas attribuer la perte des dents, comme plusieurs personnes le font, à un simple coup d'air. C'est ainsi que j'en vois journellement dont la bouche, au lieu d'exhaler une haleine douce et suave comme autrefois, ne présente plus qu'un véritable foyer d'infection, produit par une épaisseur considérable de tartre, qui recouvre le peu de dents qui leur restent, en altère l'émail, les déchausse et finit toujours par les tirer hors de leur alvéole. Après avoir visité des bouches semblables, demandez à ces personnes la cause de la perte de leurs dents, elles vous répondront immédiatement : « C'est un coup d'air ; j'ai habité un lieu humide ; je suis sorti souvent tête nue, » et plusieurs autres raisons de ce genre qu'il serait trop long de rappeler ici.

Mais si vous demandez à ces mêmes personnes quel est leur dentiste, elles vous répondront avec naïveté que jamais de leur vie elles n'ont eu besoin de son ministère ; elles se feront, pour ainsi dire, un honneur de ce que jamais de leur vie un dentiste n'a eu l'avantage de leur mettre un instrument dans la bouche, pas même pour se faire enlever la plus légère couche de tartre. Et d'autres, honteuses de l'état de leur bouche en putréfaction, vous répondront qu'elles ont toujours appréhendé de se faire nettoyer les dents, de peur qu'on ne les leur abîmât ou crainte de souffrance.

Les soins à apporter à la bouche sont fort simples et peu coûteux ; ils consistent tout bonnement à faire visiter sa bouche de temps en temps par un dentiste consciencieux et habile, à faire mastiquer ses dents aussitôt que l'on s'aperçoit qu'il y en a une qui ce carie, et à ne pas attendre que cette dent fasse souffrir (¹) avant de se présenter chez le dentiste.

---

(1) Je crois devoir rappeler ici que mon nouveau mode de mastication des dents cariées a pour but d'empêcher les progrès de la carie, de cautériser le nerf dentaire, et d'éviter par ce moyen l'extraction, opération toujours douloureuse.

AVIS AUX VIEILLARDS.

Une bouche est indispensable
Pour manger sa part d'un repas ;
Mais mâcher est un préalable,
Quand les morceaux ne fondent pas.
Le nez respire et la main touche
De Comus les dons succulents ;
Mais à quoi bon ouvrier la bouche,
Si par malheur elle est sans dents ?

UTILITÉ INCONTESTABLE

DES

DENTS ARTIFICIELLES

pour la beauté, l'agrément, la prononciation et la santé.

Les avantages que l'on retire d'une dentition artificielle ne sauraient être, de nos jours, un instant mis en doute. Il est certain que ceux qui ont de bonnes dents, principalement les grosses molaires, ou autrement dit les *mâchelières,* ne peuvent encore savoir tout le prix qu'ils doivent attacher à la conservation de leurs dents.

Mais c'est principalement aux vieillards qui en sont privés depuis longues années que je m'adresse, m'estimant trop heureux si je puis parvenir à leur faire comprendre que depuis qu'ils ne possèdent plus cet organe qu'on appelle, à juste titre, le moulin de la vie ; que depuis ce moment, dis-je, les aliments arrivant à l'estomac sans être *triturés, broyés, mâchés,* ou autrement dit en boulettes, déterminent des indigestions continuelles ; leur estomac se délabre journellemeut, et la meilleure nourriture devient pour eux un poison lent contre lequel viennent échouer plus tard toutes les ressources de la médecine.

Il n'est pas rare de voir, de nos jours, des personnes privées de leurs dents, être des vieillards dès l'âge de 40 ou 50 ans. Leur estomac débile, tout en affaiblissant leur santé primitive, donne à leur physionomie un air sombre et taciturne ; leurs yeux n'ont plus de vivacité ni d'expression, et de cette bouche d'où jadis sortaient des sons si clairs, il n'en sort plus maintenant, qu'à de longs intervalles, des mots sourds et inarticulés.

Mais c'est principalement de la santé qu'il faut s'occuper, de ce don précieux qui peut seul charmer l'existence de l'homme.

Le malade alité appelle près de lui tous les secours de la médecine pour des indispositions qui souvent ne sont d'aucune importance.

Mais le vieillard qui voit sa santé s'affaiblir de jour en jour, faute d'une nourriture réglée qu'il ne peut plus prendre, hésite longtemps, craint même d'appeler à son aide les secours de l'art du dentiste, de peur d'affecter une trop grande coquetterie. On ne saurait trop s'élever contre une pareille manière de voir. Est-ce de la coquetterie d'appeler à son aide les secours de la médecine pour éloigner de quelques jours la mort qui nous menace ? Est-ce de la coquetterie de recourir à l'art du dentiste pour recouvrer sa santé que l'on voit s'affaiblir journellement ? Je pourrais m'étendre longuement sur ce sujet, mais je crois en avoir assez dit pour prouver aux personnes sensées qu'une dentition artificielle n'est pas un objet de coquetterie, mais bien un meuble d'utilité, je dirai même indispensable à la beauté, l'agrément, la pronociation et la santé.

LES DENTS ARTIFICIELLES,

Leur utilité, leur importance dans l'exercice des principales fonctions de la vie.

Les dents artificielles, comme l'indique leur nom, sont destinées à remplacer celles que les maladies, les accidents ou toute autre cause ont altérées ou détruites. Lorsqu'elles sont habilement rapportées, et surtout fixées d'une manière solide, elles rendent absolument les mêmes services que les dents naturelles; comme elles, elles servent à broyer les aliments, à retenir la salive, à faciliter les digestions et à procurer à la voix une articulation distincte et facile.

Un autre avantage des dents artificielles, c'est de contribuer au maintien et à la solidité des dents, qui échappent ainsi aux ravages de la carie, surtout quand ces dernières sont longues et susceptibles de se déchausser; de plus, elles servent à contenir les bords alvéolaires, et s'opposent au rétrécissement de la voûte palatine. Mais pour remplir le but auquel elles sont destinées, on exige d'elles certaines conditions.

Elles doivent d'abord imiter exactement la nature, soit par leur couleur, soit par leur position; il faut, en outre, que la durée et la solidité en soient telles qu'elles mettent le moins possible dans la nécessité de recourir au dentiste. Enfin, elles doivent s'appliquer avec la plus grande précision aux bords alvéolaires, sans exercer la moindre douleur ni la moindre pression.

DES FUNESTES EFFETS

DE

LA PERTE DES DENTS

sur la prononciation et la beauté.

Il n'est point de belles femmes avec de vilaines dents,
Et avec des belles dents il n'est point de femmes laides.
J.-J. ROUSSEAU

Les dents, comme l'a dit avec raison un médecin célèbre, sont le plus bel ornement de la figure humaine. Leur régularité, leur blancheur constituent cet ornement; ces qualités flattent nos regards, et ajoutent de nouveaux agréments à la beauté des traits ou du visage.

La bouche excède-t-elle les proportions de son dessin, ordinairement de belles dents dissimulent cette erreur de conformation, et souvent le même prestige qui résulte d'une denture parfaite est tel, qu'il nous semble que cette bouche ne serait pas bien si elle était plus petite.

Voyez-vous sourire cette dame dont la bouche fendue laisse voir trente-deux perles éblouissantes? vous ne serez pas tenté de remarquer le diamètre de la bouche; toute votre attention se portera sur la beauté de ses dents et sur la grâce d'un sourire qui nous les montre avec complaisance.

Cette parure naturelle sied également aux deux sexes; elle se fait remarquer dans l'homme, et lui fournit les moyens d'exprimer d'une manière claire, facile et prompte, ses sensations, ses affections, tout ce qui résulte, en un mot, de l'exercice de ses facultés intellectuelles. Le noir Africain cesse d'effrayer la beauté timide lorsqu'il lui montre ses dents éclatantes de blancheur.

Mais ce sont les femmes principalement , dont la destinée est d'embellir l'existence de l'homme , qui commencent à sentir tout le prix qu'elles doivent attacher à la conservation de leurs dents. Celle qui ont eu de belles dents n'ont pas plutôt perdu ce précieux avantage , qu'elles reconnaissent qu'il n'est pas de parure assez brillante qui puisse en faire oublier la perte.

DES SUBSTANCES

qu'on a tour-à-tour employées pour fabriquer les Pièces artificielles , et de leurs inconvénients.

Tous les arts ont d'abord cherché le simple et l'utile avant de s'occuper de l'élégant et de l'agréable. Il en a été de même des moyens employés pour remplacer par des dents artificielles celles qui venaient à manquer. La première substance susceptible d'être taillée en forme de dent a paru suffisante. On a donc employé pour cet objet des ossements de divers animaux. On s'est contenté d'abord d'une imitation grossière de la nature ; les dents naturelles offrant à l'œil et à l'analyse une substance dure et osseuse, on a eu recours à la même matière et utilisé toutes les variétés : les dents de cheval , de mouton , de cerf, la nacre de perle, l'ivoire, les dents humaines, etc. Or, quelque prévenu qu'on puisse être en faveur de ces diverses substances , on est forcé de reconnaître que les dents d'animaux , par exemple , étant composées d'une substance spongieuse, doivent être rejetées , à cause de leur trop grande porosité et de leur rapide décomposition.

Si , d'un autre côté , les dents humaines ont l'avantage de tromper l'œil le plus pénétrant lorsqu'elles sont convenablement choisies, qui consentirait sans répugnance à mettre dans sa bouche des dents provenant des cimetières ou d'individus morts dans les hôpitaux de maladies contagieuses ?

NOUVEAU SYSTÉME

DE DENTS ARTIFICIELLES , DENTS ET DENTIERS ,

Par Ange BORELLA-TRIULZI.

Par ce simple exposé , le lecteur a pu juger des dangers et des inconvénients attachés à tous ces systèmes d'odontotechnie , qui, depuis Fauchard , ont trouvé des imitateurs et des partisans. Tel était encore l'état de la prothèse dentaire , il y a quelques années , lorsque je résolus de substituer aux errements d'une méthode vieillie et discréditée un nouveau système de dents plus en harmonie avec les exigences de la nature ; mes recherches durent porter sur trois points principaux :

1º Choix de la matière la plus propre à remplacer les dents absentes ;

2º La meilleure préparation à donner à cette matière pour qu'elle imitât parfaitement les nuances les plus variées de la nature ;

3º Un mode particulier d'ajustement , pour que mes dentiers , soit partiels, soit complets, s'adaptassent d'eux-mêmes à l'arcade alvéolaire , et y tinssent avec solidité , sans effort et sans douleur.

Après bien des essais souvent réitérés ; souvent infructueux je fus assez heureux pour trouver dans le règne animal une matière parfaite , d'un grain serré , d'un émail brillant , se sculptant dans les formes les plus légères et les plus variées, sans rien perdre d'une solidité à toute épreuve. Beauté, transparence, animation , elle réunissait tout.

FACILITÉ DE PLACER ET D'OTER

mes nouveaux dentiers.

D'après les anciens systèmes d'odontotechnie, il était difficile, pour ne pas dire impossible, d'ôter une pièce artificielle, sans s'exposer à des douleurs très-vives. Il n'en est pas de même avec mes nouvelles dents artificielles. Toute personne, même étrangère à l'art du dentiste, peut en effet les ôter et les placer avec autant de facilité qu'une bague au bout du doigt. Le socle du dentier adhère, il est vrai, au bord alvéolaire ; mais la pression n'est pas telle qu'on ait à craindre le plus léger inconvénient lorsqu'on ôte le dentier pour le nettoyer.

Enfin, par la préparation que je fais subir préalablement à la matière que j'emploie, ces dents ne donnent aucune odeur et résistent parfaitement à l'acidité des sucs salivaires.

=====

DE LA NÉCESSITÉ

pour le dentiste de fabriquer lui-même ses pièces artificielles.

Il y a des auteurs, Gariot entre autres, qui ont soutenu qu'un dentiste ne devait s'occuper que de la pose des dents artificielles, et en laisser l'exécutiou à des ouvriers mécaniciens salariés à cet effet. Je ne saurais trop m'élever contre une pareille manière de voir. Comme l'a dit en effet, avec raison, un praticien distingué, qui s'est acquis une réputation par ses importants travaux sur l'art du dentiste : « En quoi que ce soit, il faut, au besoin, « pouvoir mettre la main à l'œuvre, et avoir assez d'activité et « d'amour de son art pour le faire souvent. C'est le simple bon « sens qui m'indique un précepte que je nommerai trivial : en « toute chose, pour devenir *maître*, il faut avoir été apprenti.

« Le public, qui en cela est le meilleur juge que je puisse invo-
« quer à l'égard de mon dire, lorsqu'il fait l'éloge d'un bon
« dentiste, né manque jamais d'ajouter qu'il construit ses den-
« tiers lui-même. Ainsi donc, avant d'embrasser cette profession,
« il faut bien consulter ses goûts, ses aptitudes, et avoir acquis
« la conviction qu'on est doué d'une habileté naturelle en fait de
« conception mécanique. »

OBTURATEURS DU PALAIS.

Cet appareil est appelé à rendre d'immenses services : aussi a-t-il été l'objet constant de mes études.

Il a pour but de réparer les dégâts de la voûte palatine, qui prennent parfois des proportions effrayantes et jettent le malade dans un tel état de découragement, que plusieurs se sont suici-dés, n'ayant plus d'espoir de guérison.

A la suite de ces affections, le malade perd peu à peu l'usage de la parole : les sons de la voix se perdent dans la tête, à cause des trous qui percent le palais et détruisent souvent cette partie de la bouche en entier ; de sorte que le malade est non-seule-ment contraint à un mutisme pénible, mais encore perd la fa-culté de manger.

Les aliments, s'introduisant dans ces ouvertures, obstruent les cavités nasales et déterminent l'étouffement. On ne peut boire qu'à grand'peine, vu que les liquides ressortent aussitôt par le nez.

Mes travaux ont été couronnés d'un plein succès ; grâce à mon appareil, je rétablis d'une manière très-satisfaisante les parties détruites.

L'appareil à peine posé, le malade retrouve aussitôt la parole, et prend sa nourriture aussi facilement qu'auparavant.

APPAREIL

pour redresser les dents mal alignées des enfants.

Jusqu'ici les moyens de réparer les défectuosités premières de la dentition , ont laissé beaucoup à désirer. J'ai enfin découvert un appareil excessivement simple , d'un usage facile , et au moyen duquel les dents les plus mal alignées des enfants sont ramenées à leur position naturelle.

Cet appareil ne nécessite aucune opération , fonctionne lentement, sans gêne ni douleur , et rétablit en quelques semaines l'harmonie dans les bouches les plus mal organisées.

DE CE QUE NE PEUVENT FAIRE MES CONFRÈRES.

D'après mon nouveau stystème d'ajustement des pièces artificielles , dont je suis l'inventeur , et d'après la promptitude avec laquelle j'exécute ces ouvrages , il m'est permis de livrer un râtelier en 24 heures ; et , par conséquent , à des prix inférieurs à ceux de mes confrères , vu le temps infini qu'il leur faut pour la construction de leurs pièces.

Désirant me faire une réputation que je m'efforcerai de mériter , je préviens les personnes qui voudront bien m'honorer de leur confiance , qu'aucun de mes râteliers , soit partiels , soit complets , ne sortira de mes mains sans être accompagné d'une garantie.

CERTIFICATS.

Nous soussignée, supérieure de l'Adoration perpétuelle du Sacré-Cœur d'Alais, déclare que M. Ange BORELLA a exercé les fonctions de chirurgien-mécanicien-dentiste dans notre pensionnat, avec succès et à la satisfaction générale.

Alais, 13 février 1857.   Sœur ANGÈLE de Jésus, supérieure.

Vu, pour légalisation de la signature ci-dessus,
Le Commissaire de police, BASTIER.

Je soussigné, Maximin d'Hombres, avocat, demeurant à Alais, certifie que M. ANGE BORELLA-TRIULZI, chirurgien-dentiste, établi en notre ville, a pleinement justifié ma confiance par la manière habile et prompte avec laquelle il a traité ma nièce, Mlle Caroline de Bonafoux, pensionnaire à la maison du Sacré-Cœur, à Alais.

En un mois de traitement, il a corrigé chez cette enfant un désordre complet dans la structure des dents. Plusieurs d'entre elles étaient poussées soit en dehors, soit en dedans de leurs alvéoles respectives, et se présentaient avec une irrégularité disgracieuse. Grâce aux soins intelligents et délicats de M. BORELLA-TRIULZI, et au moyen d'appareils ingénieux perfectionnés par lui, maintenus sans la moindre souffrance dans la bouche, les dents sont maintenant alignées convenablement, et toutes les défectuosités ont disparu.

En foi de quoi, pour rendre hommage à la vérité et pour exprimer une entière satisfaction, j'ai délivré le présent certificat.

Fait à Alais, le 4 mars 1857.   D'HOMBRES.

Vu, pour légalisation de la signature ci-dessus,
Le Commissaire de police, BASTIER.

Je soussigné, docteur en médecine de la faculté de Paris, membre de la société de médecine pratique et d'autres sociétés savantes, ex-chirurgien-major des armées impériales et de la dixième légion d'infanterie de la capitale, chevalier de plusieurs ordres et officier de la Légion-d'Honneur, (ci-devant à Paris, 57, rue du Cherche-Midi, faubourg Saint-Germain, et actuellement à Brignoles, 5, rue Curny, près du Couvent.)

Atteste que M. A. BORELLA, élève de la faculté de Paris, chirurgien-dentiste de la faculté de Turin, qui a bien voulu secourir un bon nombre de mes clients de cette ville, et entre autres madame veuve Martin, ma fille , qui souffrait depuis fort long-temps , d'une manière surnaturelle , d'un désordre dans les dernières molaires des deux maxillaires supérieure et inférieure , et qu'il a eu le bonheur d'extraire avec la douceur et l'habileté qui le caractérisent , est une personne fort honorable et digne de la confiance pleine et entière de tous ceux qui seront assez heureux pour le connaître et apprécier les bons soins qu'il est dans le cas de leur donner.

Brignoles , le 21 juin 1856.   A. ARNAUD.

Vu , pour légalisation de la signature ci-dessus ,
Le Commissaire de police , HEUDINOT.

Je soussigné , Auguste Serre , docteur en médecine , certifie avoir vu les remarquables effets obtenus par un charmant mécanisme , de l'invention de M. BORELLA , comme obturateur de la voûte palatine , percée d'un large trou. La voix a repris son timbre ordinaire , sans la moindre gêne , sous l'influence de ce petit appareil , fort élégamment masqué par les soins de cet habile artiste.

En foi de quoi le présent certificat a été délivré pour servir en ce que de droit.

Alais , le 5 août 1857.   SERRE , docteur en médecine , chevalier
de la Légion-d'Honneur.

Je soussigné , certifie avec un vif plaisir que M. A. BORELLA , chirurgien-dentiste de Turin , demeurant provisoirement à Marseille , a donné ses soins à ma famille avec un savoir-faire et une délicatesse au-dessus de tous éloges.

Marseille , le 15 janvier 1856.   Comte de CASTELVY ,
(Légalisé.)   Ancien ministre des finances d'Espagne.

Le supérieur du petit séminaire de la Côte-Saint-André (Isère) , certifie être très-satisfait des soins que M. BORELLA a donnés aux élèves et maîtres de l'établissement.

La Côte-Saint-André , le 27 février 1856.
Le supérieur du petit séminaire , TROUILLOUD , chanoine honoraire , les abbés TERMOZ, BELLEMIN, GIRARD, SOLEYMA, PONCIN, DUPUIS.

(Légalisé.)

Je soussigné , J.-J. Fauriel , pasteur à Luc (Drôme) , certifie que M. Ange BORELLA est un bien habile praticien. Il ma posé un ratelier de 28 dents , dont je me sers très-bien , soit pour la parole , soit pour la mastication , et sans en éprouver la moindre gêne.

Luc , le 7 mai 1856.   J.-J. FAURIEL. , pasteur.
(Légalisé.)

Cas remarquable de division congéniale du voile du palais, de la voûte palatine, écartement considérable de cette voûte et division du bord alvéolaire entre les dents incisives gauches. — Résultats inespérés au moyen d'une pièce de prothèse, par M. ANGE BORELLA DE TRIULZI, dentiste à Paris.

Je soussigné Docteur en médecine de la Faculté de Paris, Chevalier de la Légion d'honneur, certifie que le 25 septembre 1858, il m'a été présenté M. X. Boulanger à St-Dié (Vosges) atteint de division congéniale du voile du palais de la voûte palatine et division du bord alvéolaire gauche. Le bec de lièvre qui compliquait ces lésions avait été opéré, mais les os ne s'étaient nullement rapprochés et leur écartement qui mesurait de 0,025, à 0,030 millimètres ressemblait à un large hiatus qui convertissait pour ainsi dire la bouche et les fosses nasales en une cavité commune. Telle était l'affreuse difformité à laquelle M. BORELLA fut appelé a remédier par les ressources de son art, et il y a réussi par une pièce mécanique aussi simple qu'ingénieuse par les dispositions au moyen desquelles elle remplit les indications. Cette pièce en or pur est si régulièrement, estampée qu'elle s'adapte hermétiquement à la fente palatine par son centre, puis sur les côtés elle se trouve solidement fixée aux molaires par une galerie de petits crochets, tandis qu'en avant elle est complétée et supporte deux dents artificielles qui bouchent la fente du palais là où le rebord alvéolaire fait défaut. Cet appareil de prothèse à permis dès son application, faite en notre présence, d'exécuter la plupart des fonctions dévolues aux parties. Aussi le malade a pu articuler des nombres inintelligibles antérieurement, il a pu boire comme tout le monde au-lieu de boire à la régalade ; la succion qui n'avait lieu qu'en interposant le corps à sucer entre la base de la bouche et la face inférieure de la langue eut lieu par pression directe contre le palais artificiel, enfin la prononciation est devenue plus claire, moins bredouillée et toutes ces améliorations se perfectionneront nécessairement encore par l'usage.

RADAT,

D.M.P.

Ste-Marie-aux-Mines, *le 25 septembre 1858.*

Vû en Mairie à Ste-Marie-aux-Mines pour légalisation de la signature de M. RADAT, docteur en médecine en cette ville.

Ste-Marie-aux-Mines, *le 29 novembre 1858.*

Le Maire : H. PETITDIDIER.

Abonnement à l'année.

Le sus-nommé est porteur d'un grand nombre des Certificats légalisés.